Über die Autorin:
Ingrid Weide lebt mit ihrem Mann und den drei Kindern im Münsterland. Sie hat in Enschede (Niederlande) Grafikdesign studiert und arbeitet seit vielen Jahren selbständig als Grafikerin, Illustratorin und Texterin.

Bibliografische Information Der Deutschen Bibliothek
Die Deutsche Bibliothek verzeichnet diese Publikation in der Deutschen Nationalbibliografie; detaillierte bibliografische Daten sind im Internet über http://dnb.ddb.de abrufbar.

ISBN 978-3-86827-643-5

35037 Marburg an der Lahn
Text und Gestaltung: Ingrid Weide
Printed in Poland

www.francke-buch.de

Ingrid Weide

Eine runde Sache!

Mit *Gott* durch die Schwangerschaft

francke

Ein Wunder passiert!

Lieber Gott,
was passiert da Wunder-
bares in meinem Körper?
Ein kleiner Mensch
wächst heran!
Begleite uns!

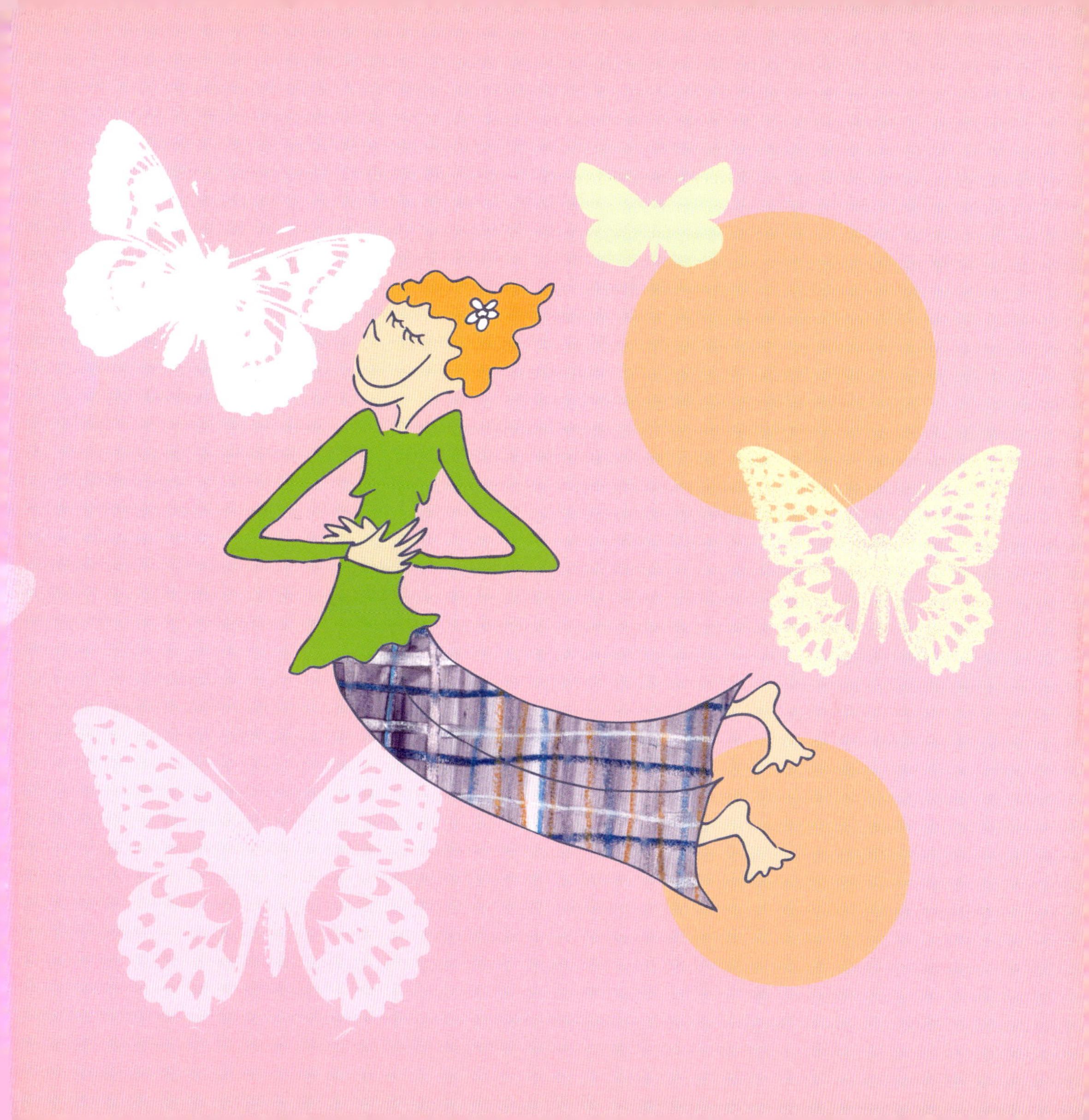

Eine besondere *Zeit* beginnt!

Die Nachricht, bald (erneut) Mama zu werden, ist ein freudiger Schreck, ist wunderschön, aber zugleich auch ein wenig beängstigend. Eine Zeit der Freude, des Hoffens und Bangens beginnt! Doch auch der Alltag geht weiter. Während dieser 40 Wochen möchte ich mir immer wieder bewusst eine kleine Auszeit nehmen, um über mich, über das kleine Menschenkind in meinem Bauch oder über Gott nachzudenken, um zu beten, mich zu entspannen und auf mein Leben mit Kind vorzubereiten ...

● Tipp: Als Symbol für die Zeit der Schwangerschaft eine Kerze gestalten. Dazu eine einfarbige, etwas dickere Kerze kaufen und Wachsplatten und /oder Wachsstifte (im Bastelladen).

Damit wird die Kerze in ein persönliches „Schwangerschaftslicht“ verwandelt, das immer dann angezündet wird, wenn die „Auszeit“ dran ist.

Platz für das erste Ultraschallbild

Datum:

Dann sprach Gott:
Lasst uns Menschen machen
als unser Abbild, uns ähnlich (...)
Gott sah alles an,
was er gemacht hatte:
Es war sehr gut.

1. Mo. 1,26.31

Ich träume

Wie wird unser Kind sein?

Wem wird es ähnlich sehen?

Wer wird es sein?

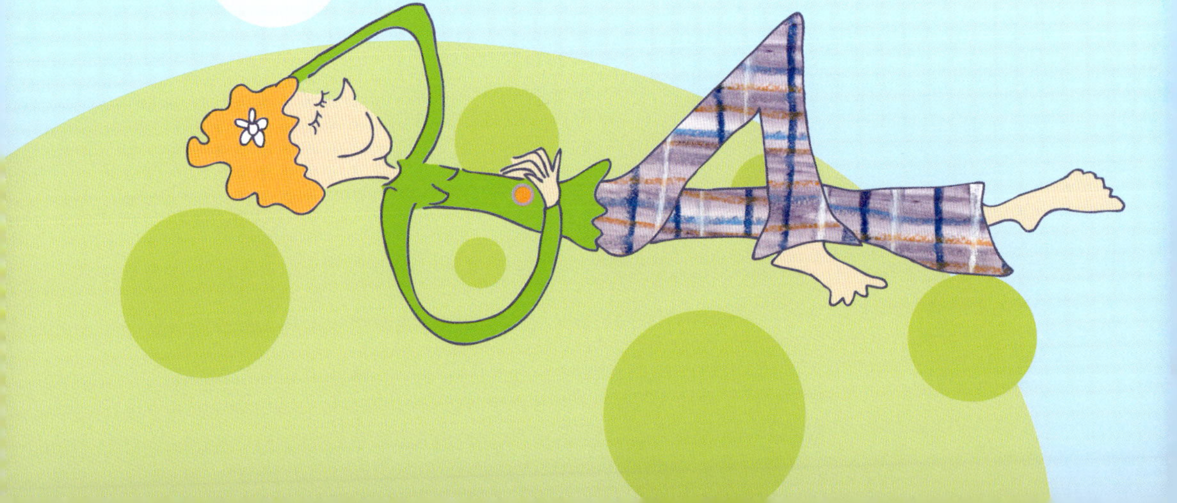

Das
kleine Leben
hat begonnen.
Einzigartig und geliebt!
Segne unser Kind
und lass es für
andere ein Segen
sein!

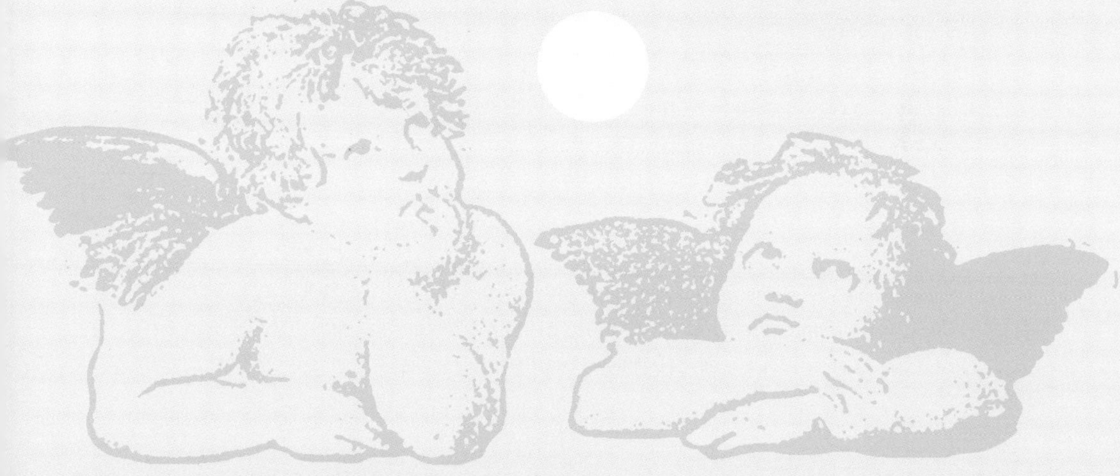

Ein Kind zu bekommen ist ein

Segen und ein großes *Geschenk!*

Wir können von Kindern lernen!

„Da brachte man Kinder zu Jesus, damit er ihnen die Hände auflegte.
Die Jünger aber wiesen die Leute schroff ab. Als Jesus das sah,
wurde er unwillig und sagte zu ihnen:
Lasst die Kinder zu mir kommen; hindert sie nicht daran!
Denn Menschen wie ihnen gehört das Reich Gottes.
Amen, das sage ich euch: Wer das Reich Gottes nicht so annimmt wie ein Kind,
der wird nicht hineinkommen.
Und er nahm die Kinder in seine Arme;
dann legte er ihnen die Hände auf und segnete sie."
(Mk. 10,13-16)

*Jetzt ist schon die Zeit, sich nach einer Hebamme umzusehen.
Hebammen können auch einen Teil der Vorsorgeuntersuchungen übernehmen.
Kommt eine Hausgeburt in Frage, ist die Wahl der Hebamme
besonders wichtig!*

Ein persönlicher Segenswunsch für unser Kind:

Ich werde
dich segnen.
Ein Segen sollst du sein.
Ich will segnen, die dich
segnen (...)
Durch dich sollen alle Geschlechter
der Erde Segen erlangen.
1. Mo. 12,2-3

Ohhh Gott, wie ist mir übel…

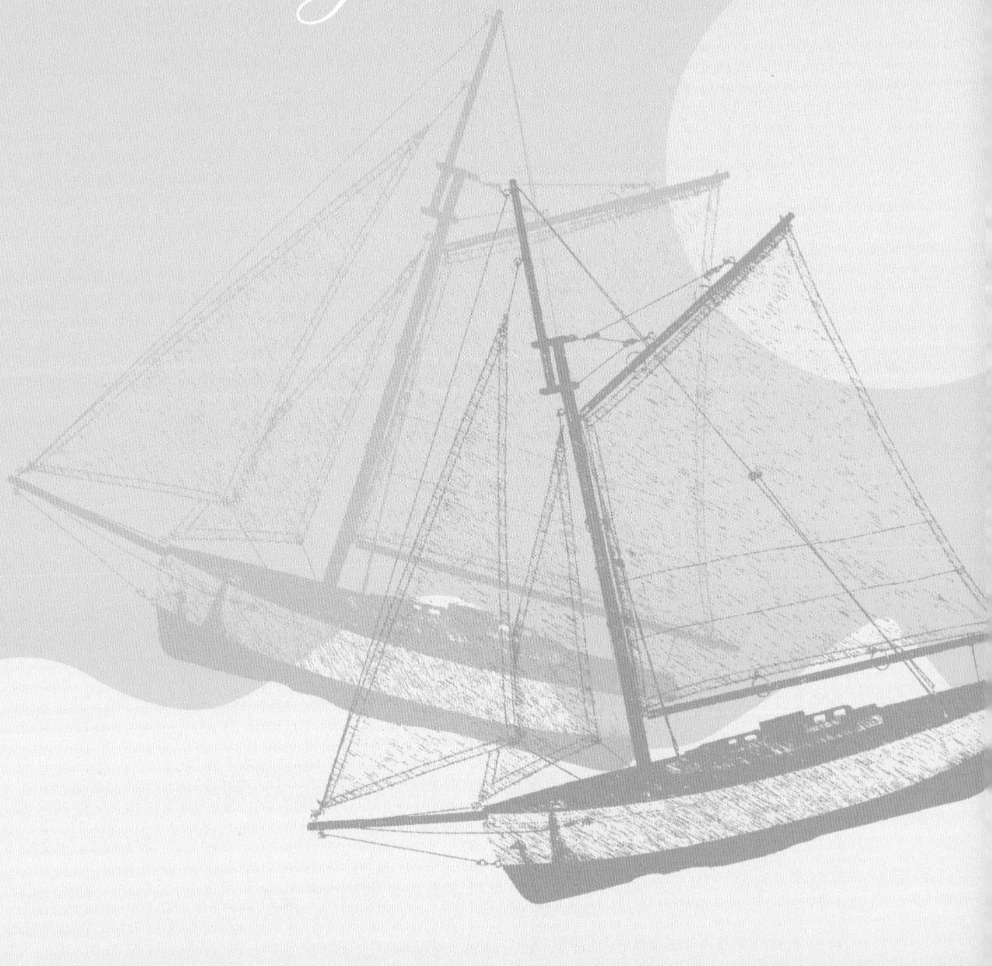

Es ist anstrengend,
ich fühle mich unwohl.
Schenke mir Kraft, dass
ich diese und andere
schwierige Zeiten gut
überstehe.

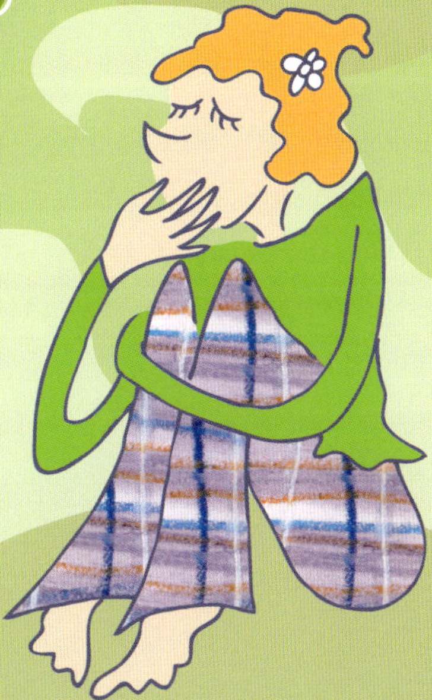

Tipps, die gegen *Übelkeit* helfen können:

- Langsam in den Tag starten, sich Zeit lassen. Wie wäre es, wenn der werdende Papa einen lauwarmen Tee und Zwieback oder Toast ans Bett bringt?
- Stark gewürztes und zu fettiges Essen sowie viel Koffein meiden.
- Mehrere kleine Portionen über den Tag verteilt essen.
- Getrocknete Früchte, wie z. B. Aprikosen, sind gut verträglich.
- Viel trinken: Wasser oder Saftschorlen, Früchte- und Kräutertees.
- Ingwer-Tee kann den Magen beruhigen (auch als Ingwer-Tabletten in der Apotheke).
- Intensive Gerüche lieber meiden (z. B. schwere Parfüms).
- Wohnung oder Büro regelmäßig gründlich lüften.
- An frischen Düften schnuppern: z. B. eine Zitrone aufschneiden und daran riechen.
- Wechselduschen am Morgen stärken den Kreislauf.
- Stress vermeiden: Zeit einplanen zum Lesen, Musikhören oder um auf dem Sofa zu liegen.
- Sich bewusst an den Gedanken gewöhnen, bald Mama zu sein.
- Bewegung für den Stoffwechsel: Sport wie z. B. Schwimmen, Walken und Wassergymnastik.
- Gespräche mit einer erfahrenen Freundin oder der eigenen Mutter.
- Homöopathische Mittel und Akupunktur *(den Arzt fragen!)*

Das mag ich zur Zeit gar nicht ...

Du, meine Stärke,
eil mir zu Hilfe!

Psalm 22,20

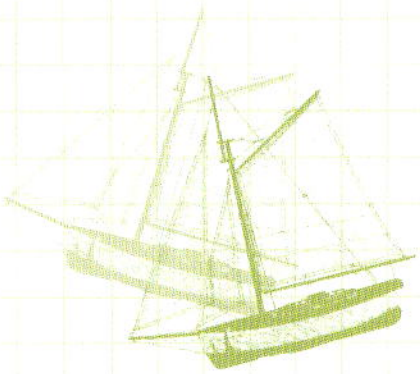

Gähn! Ich bin so müde!

Mein Körper
ist wie ein Nest.
Hilf mir, unserem
Kind Geborgenheit
und Sicherheit
zu geben.

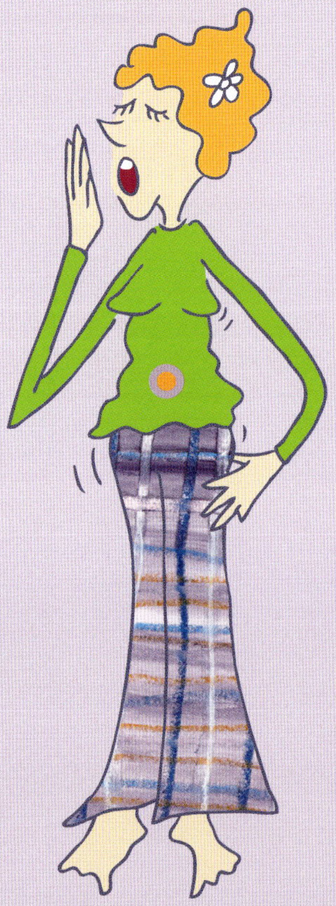

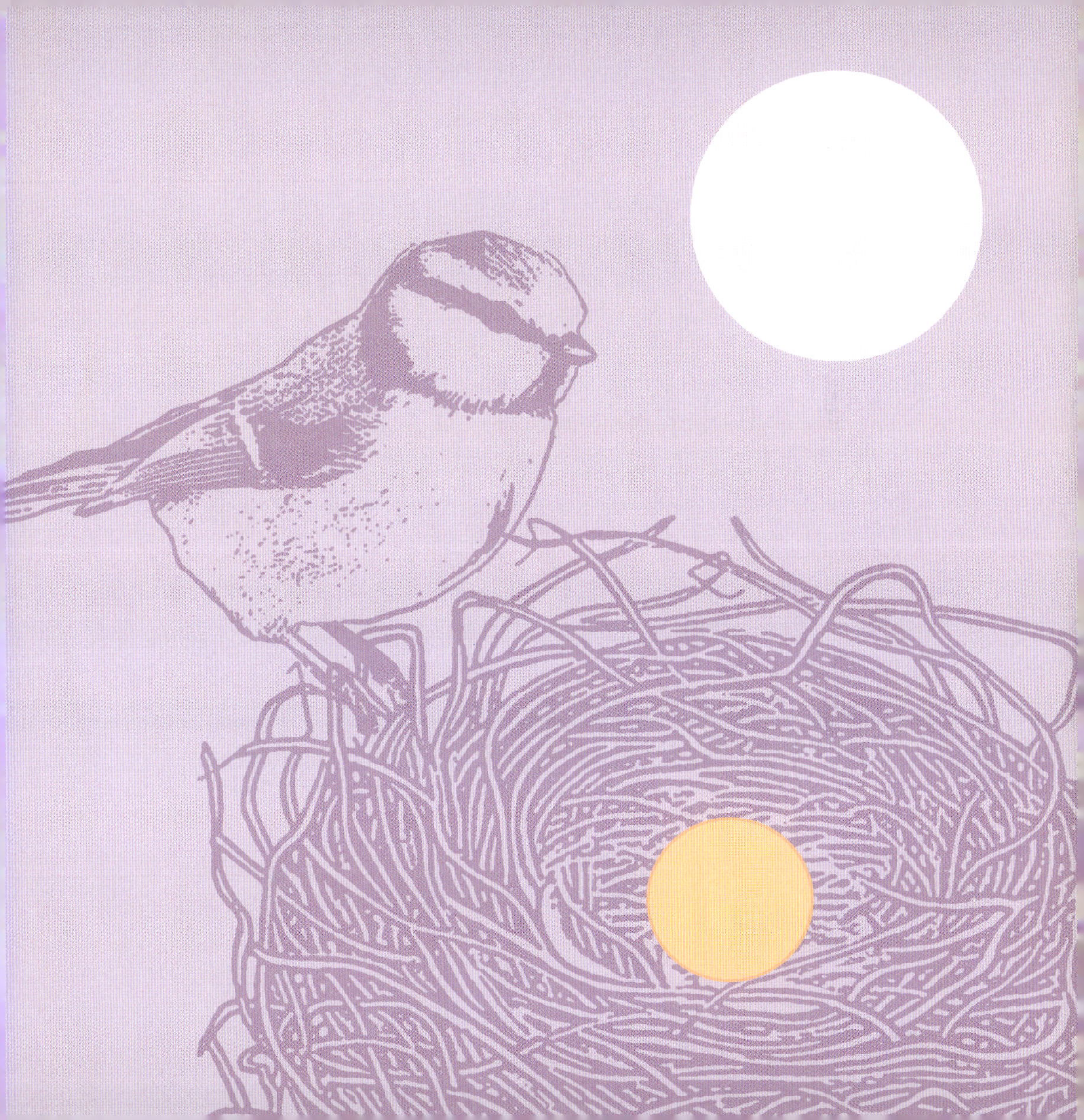

In meinem Bauch

ist unser Kind sicher und geschützt.

Auch nach der Geburt werde ich es beschützen, so gut ich kann. Ich wünsche ihm weitere Menschen, die sich kümmern, interessieren, beraten, zuhören, helfen ...

Es soll *Paten* bekommen!

Paten, die unser Kind liebevoll begleiten, ihm eine Stütze sind und es im Glauben stärken.

Paten mit wachen Augen, offenen Ohren und einer haltenden Hand.

Menschen, an die unser Kind sich wenden kann, auch wenn es einmal Schwierigkeiten mit uns Eltern gibt.

Wie waren eigentlich *meine* Paten für mich als Kind? Waren sie mir ein Vorbild?

Hatte ich ein ein gutes Verhältnis zu ihnen? Sind sie Menschen, die mich geprägt haben?

Warum haben meine Eltern sie für mich ausgesucht?

Wer könnte Pate für unser Kind werden? Ein Geschwisterteil von uns?

Gute Freunde, deren Lebenseinstellung wir teilen, denen wir sehr vertrauen und die uns auch als Familie weiter begleiten sollen?

Eine große Entscheidung!

Wenn die Entscheidung gefallen ist, kann man sich noch einiges einfallen lassen, wie man diese frohe Botschaft überbringt:

- *T-Shirt mit „Patentante" / „Patenonkel" bedrucken lassen*
- *Persönliche Paten-Urkunde gestalten*
- *Die Botschaft auf den Baby-Bauch schreiben usw.*

Was erhoffe ich von den Paten unseres Kindes?

Er hüllte ihn ein,
gab auf ihn Acht und
hütete ihn wie einen Augenstern,
wie der Adler sein Nest beschützt
und über seinen
Jungen schwebt …

5. Mo. 32,10b-11a

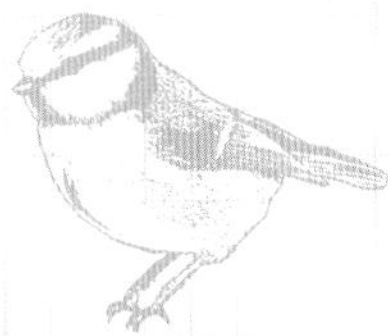

Ein kleiner

Kugelbauch!

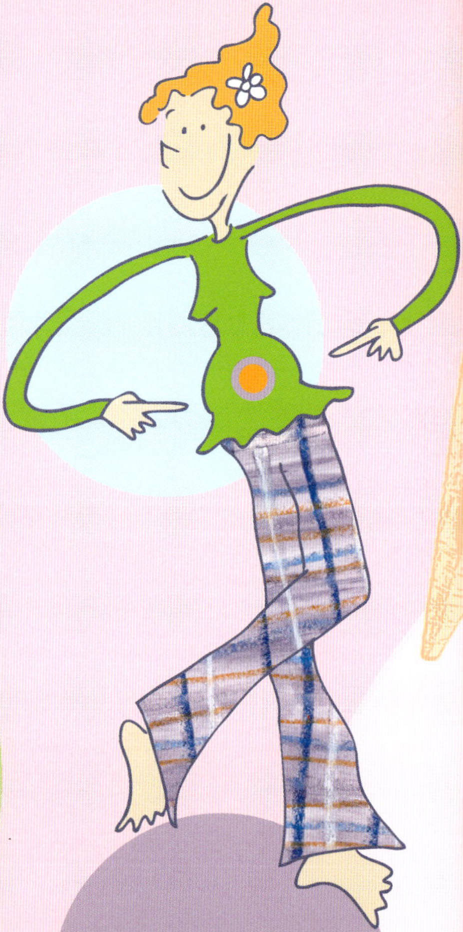

Endlich!
Alle können es sehen!
Der Eisverkäufer,
die Busfahrerin, unser
Nachbar – einfach alle!
Ich bin so stolz!
Danke, dass so viele
unsere Freude
teilen!

Ich fühle mich gut,
ich freue mich!
Und: Geteilte *Freude* ist doppelte Freude!
Wem kann ich etwas von meiner Freude schenken
und ihn damit anstecken?
Wem kann ich etwas Gutes tun?
Gibt es jemanden, bei dem ich mich schon lange einmal melden wollte?
Kenne ich Menschen, die einsam und allein sind?
Wie wäre es, so jemanden einzuladen,
zu besuchen,
eine Postkarte zu schicken,
einmal anzurufen und zuzuhören,
einen Kuchen zu backen,
Zeit zu schenken?

Vielleicht gibt es auch Menschen, denen es weh tut, mein Glück zu sehen,
da sie sich vergeblich ein Kind wünschen.
Darum ist es wichtig, sensibel zu sein!

Was habe ich gedacht, als ich das erste Mal auf meinen Bauch angesprochen wurde?

Meine Seele preist
die Größe des Herrn und
mein Geist jubelt über Gott,
meinen Retter (...) Siehe, von nun
an preisen mich selig alle
Geschlechter. Denn der Mächtige
hat Großes an mir getan
und sein Name ist heilig.

Lk. 1,46-49

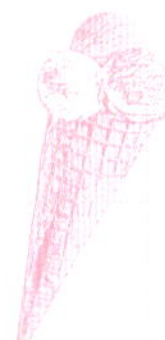

Mädchen oder Junge?
Möchten wir es vor der Geburt erfahren?
Wenn ja, wie wäre es dann, die
„Lösung" von der Sprechstundenhilfe in
einen geschlossenen Umschlag stecken
zu lassen und diesen zusammen mit
dem Partner in einer gemütlichen
Stunde zu öffnen?

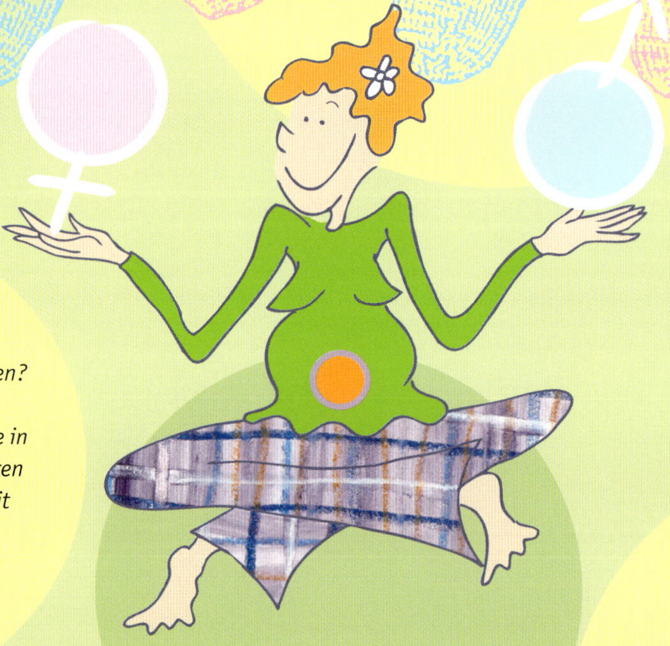

Rosa oder *Blau?*

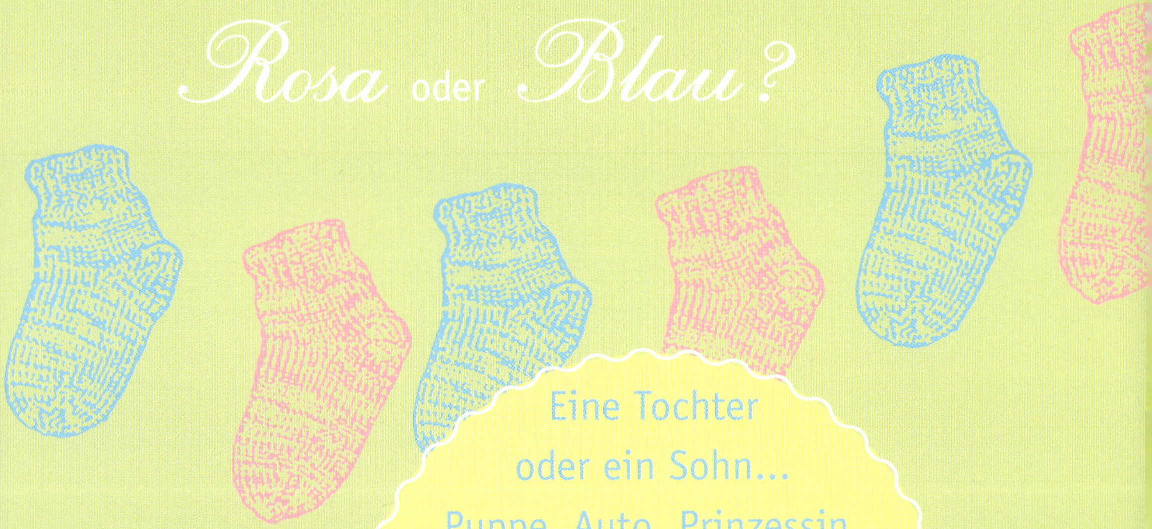

Eine Tochter
oder ein Sohn...
Puppe, Auto, Prinzessin,
Ritter? Welche Interessen,
welche Talente?
Hilf mir, unserem Kind im
Leben gerecht zu werden, es
zu lieben und es zu
unterstützen.

Ich werde unser Kind nur dann lieben können,
wenn ich mich auch selbst lieben kann.

Die Bibel ermutigt mich dazu:

*„Liebe deinen Nächsten
wie dich selbst."*

3. Mose 19,18

Ich darf mich also selbst lieben.

Deshalb schreibe ich 10 Dinge auf (oder mehr!),
die ich an mir so richtig gut finde!
Das kann alles sein: dass ich gut zuhören kann oder viel Fantasie habe,
meine schöne Augenfarbe oder meine Kochkünste!

Es gibt so viel,
was mich liebenswert macht!

Was ist gut an mir?

-
-
-
-
-
-
-
-
-
-

Dem einen wird
durch den Geist gegeben,
von der Weisheit zu reden; dem
andern wird gegeben, von der
Erkenntnis zu reden, (...)
Dies alles aber wirkt derselbe
„eine" Geist und teilt einem jeden
das Seine zu, wie er will.

1. Kor. 12,8–11

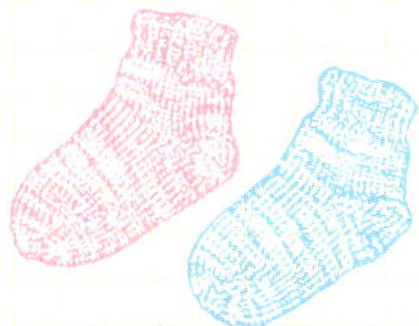

Hmm, lecker:

Gürkchen mit Schokolade
und Sahnetorte mit Senf ...

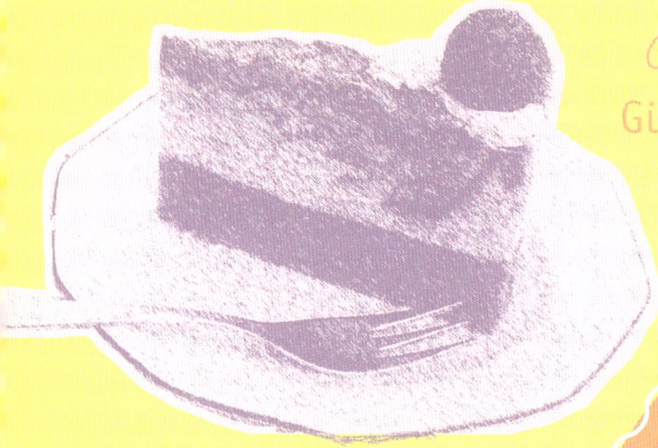

Segne uns und
unsere Mahlzeit ...
Danke, dass es uns gut
geht. Sei auch bei den
Menschen, denen es nicht
so gut geht und die sich um
das Leben ihrer
Kinder sorgen
müssen!

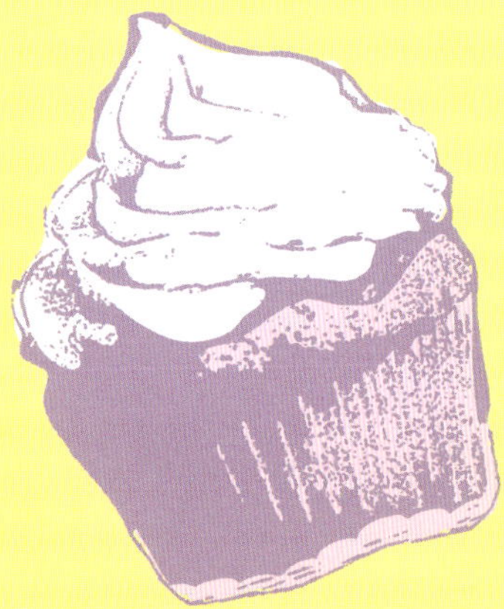

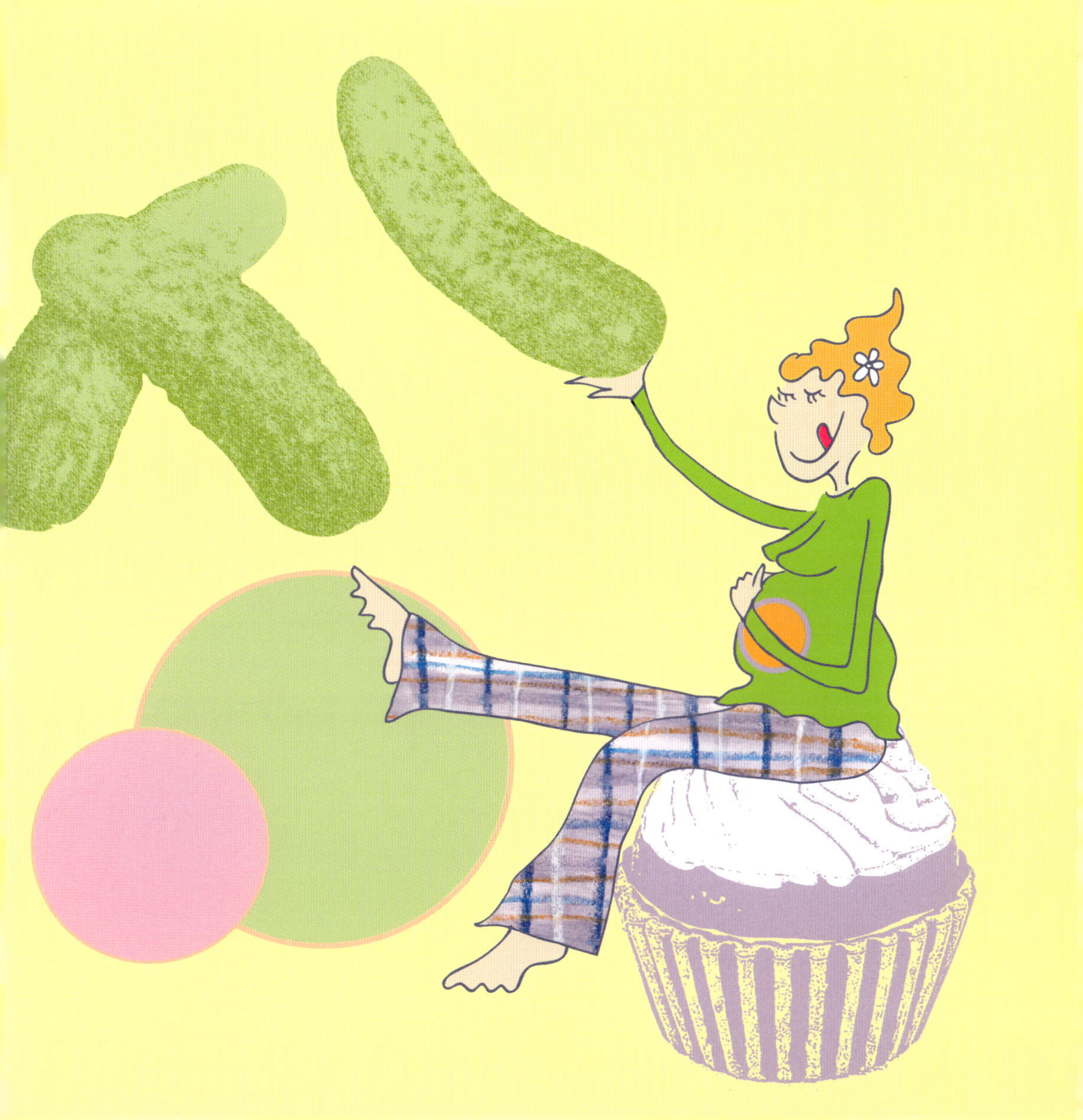

Unser Ernährungsplan

Hiervon viel:
Getränke wie Wasser, ungesüßte Kräuter- und Früchtetees, stark verdünnte Fruchtsäfte.
Gemüse und Obst: am Tag 5 Portionen.
Getreideprodukte und Kartoffeln.

Davon etwas:
Milch und Milchprodukte, Fleisch und Fisch (falls nicht vegetarisch oder vegan).

Von diesem wenig:
Süßigkeiten, Kaffee.

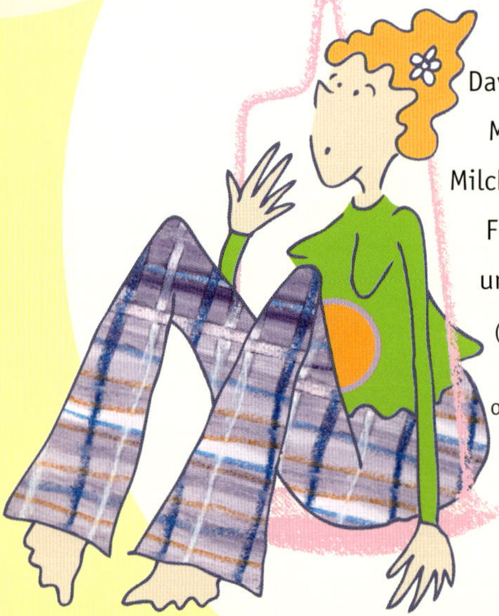

Und das nie:
Alkohol.

Das mag ich zur Zeit besonders gerne:

Alle aßen
und wurden satt.

Mk. 6,42

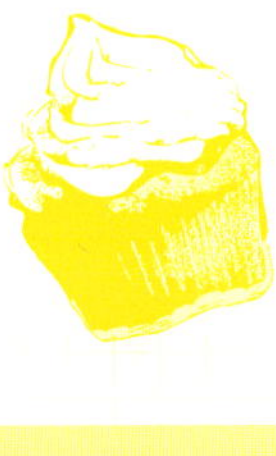

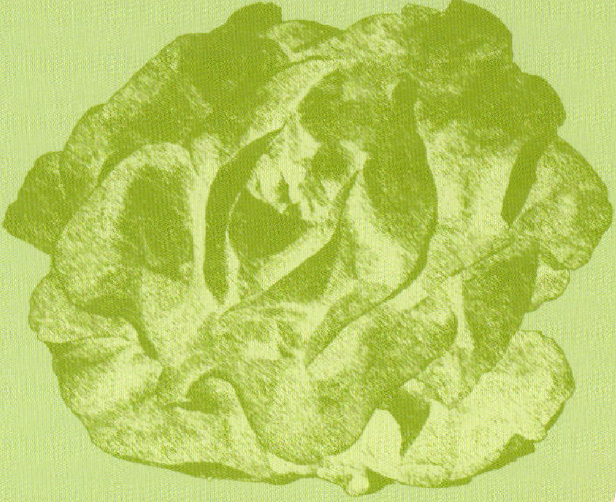

Ich bin
nicht nur für mich
verantwortlich!
Hilf mir, mich gut
um uns zu kümmern
und für uns
zu sorgen.

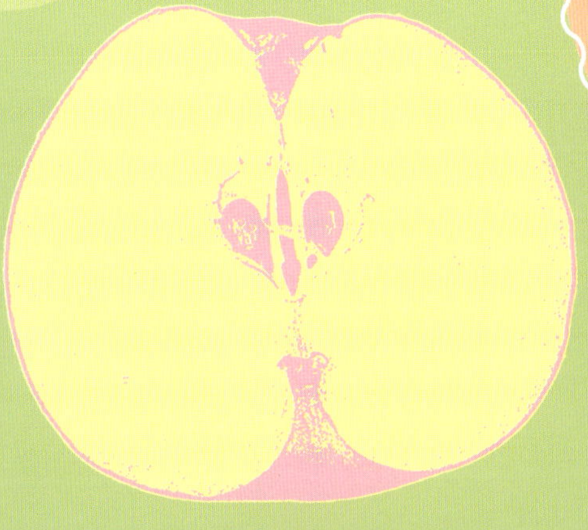

Vitamine, Vitamine!

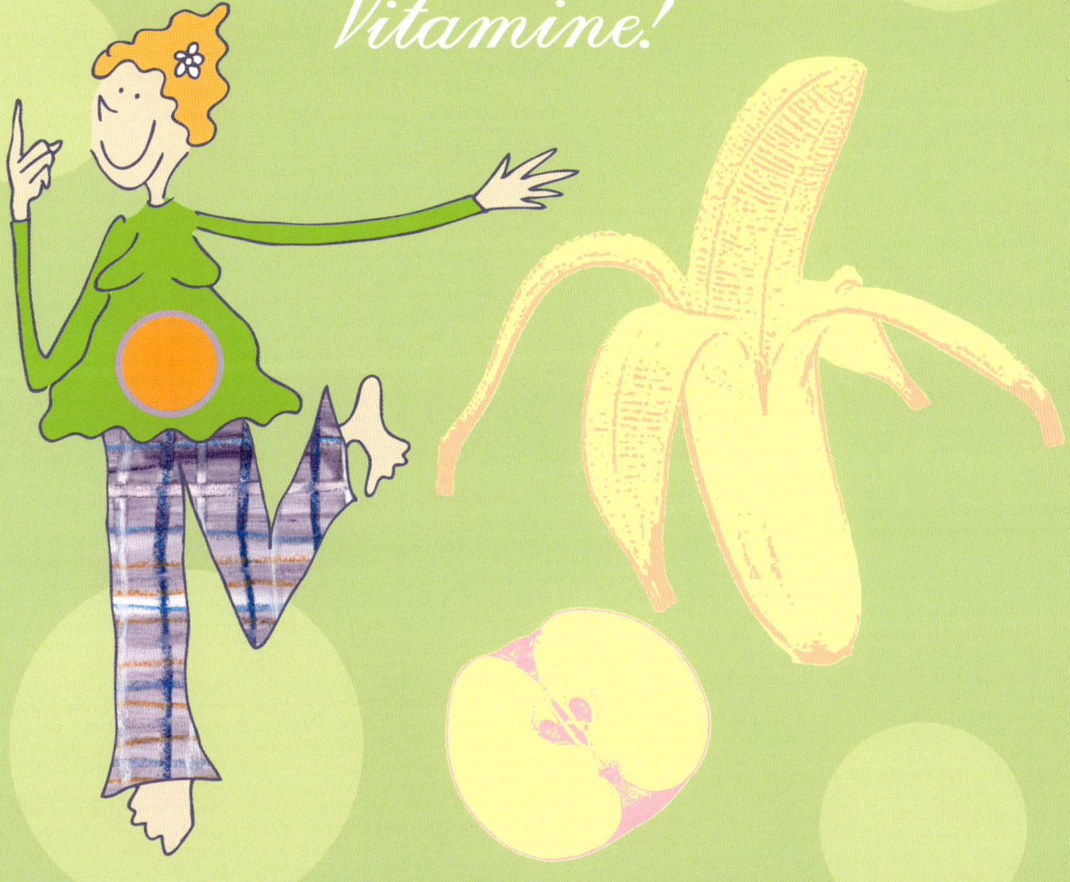

Was ist eigentlich die Plazenta?

Sie ist ein Wunder für sich: ein komplexes Organ, das sich nur während einer Schwangerschaft bildet! Der Name kommt aus dem Lateinischen: „Placenta" heißt so viel wie Kuchen, daher auch Mutterkuchen genannt! Die Plazenta besteht aus mütterlichem und embryonalem Gewebe. Sie versorgt das Kind mit wichtigen Nährstoffen wie Sauerstoff, Mineralstoffen, Aminosäuren, Vitaminen und Glukose. Außerdem produziert sie verschiedene wichtige Hormone zur Schwangerschaftserhaltung!

Die Plazentaschranke, eine dünne Membran, verhindert, dass sich die Blutkreisläufe von Mutter und Embryo vermischen. Diese Schranke sorgt dafür, dass wichtige *Nährstoffe* den Embryo erreichen, schädliche Substanzen jedoch blockiert werden.

Aber Achtung: Nikotin, Alkohol, Medikamente und einige Viren werden durchgelassen! Deshalb ist es wichtig, dass die werdene Mama gesund isst und lebt!

Die Plazenta ist ein flaches, rötliches Organ, das im Laufe der Schwangerschaft einen Durchmesser von 15 bis 20 Zentimetern und ein Gewicht von etwa 500 Gramm erreichen kann. Mit der Geburt des Babys endet die Aufgabe der Plazenta. Sie löst sich von der Gebärmutter ab und wird mit einem Teil der Nabelschnur zur Nachgeburt.

Platz für ein weiteres Ultraschallbild

Datum:

Wisst ihr nicht,
dass ihr der Tempel Gottes
seid und der Geist Gottes
in euch wohnt? (...)
Gottes Tempel ist heilig,
und der seid ihr.

1. Kor. 3,16f.

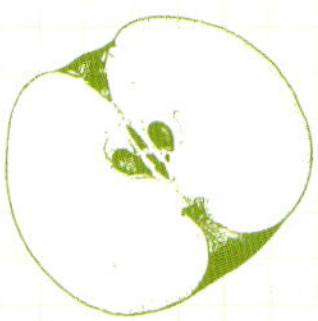

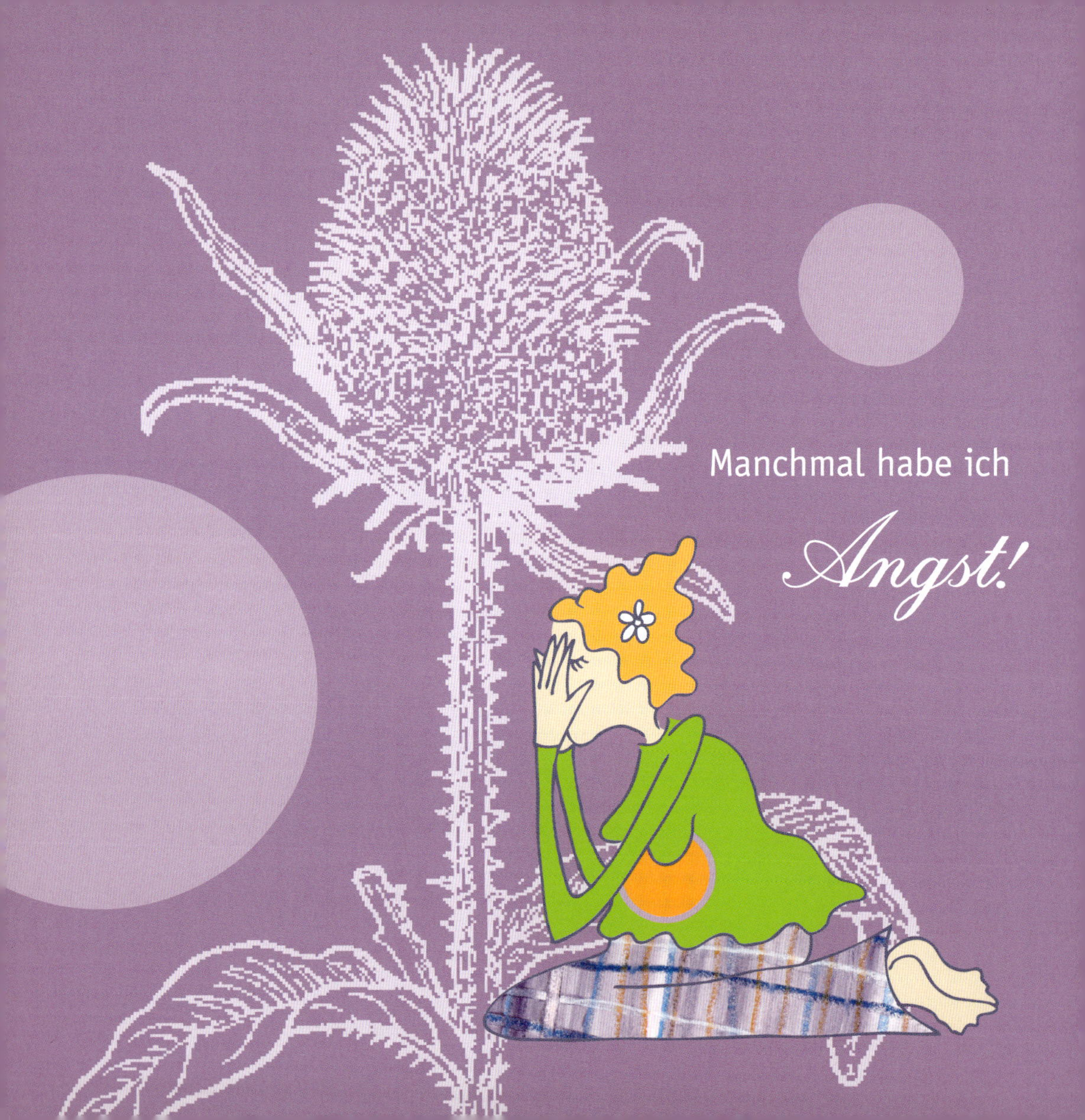
Manchmal habe ich
Angst!

Ist unser
Kind gesund?
Habe ich genug Kraft?
Schaffe ich das alles?
Hilf mir, Ängste zu
überwinden und mit
Freude auf unser Kind
zu warten!

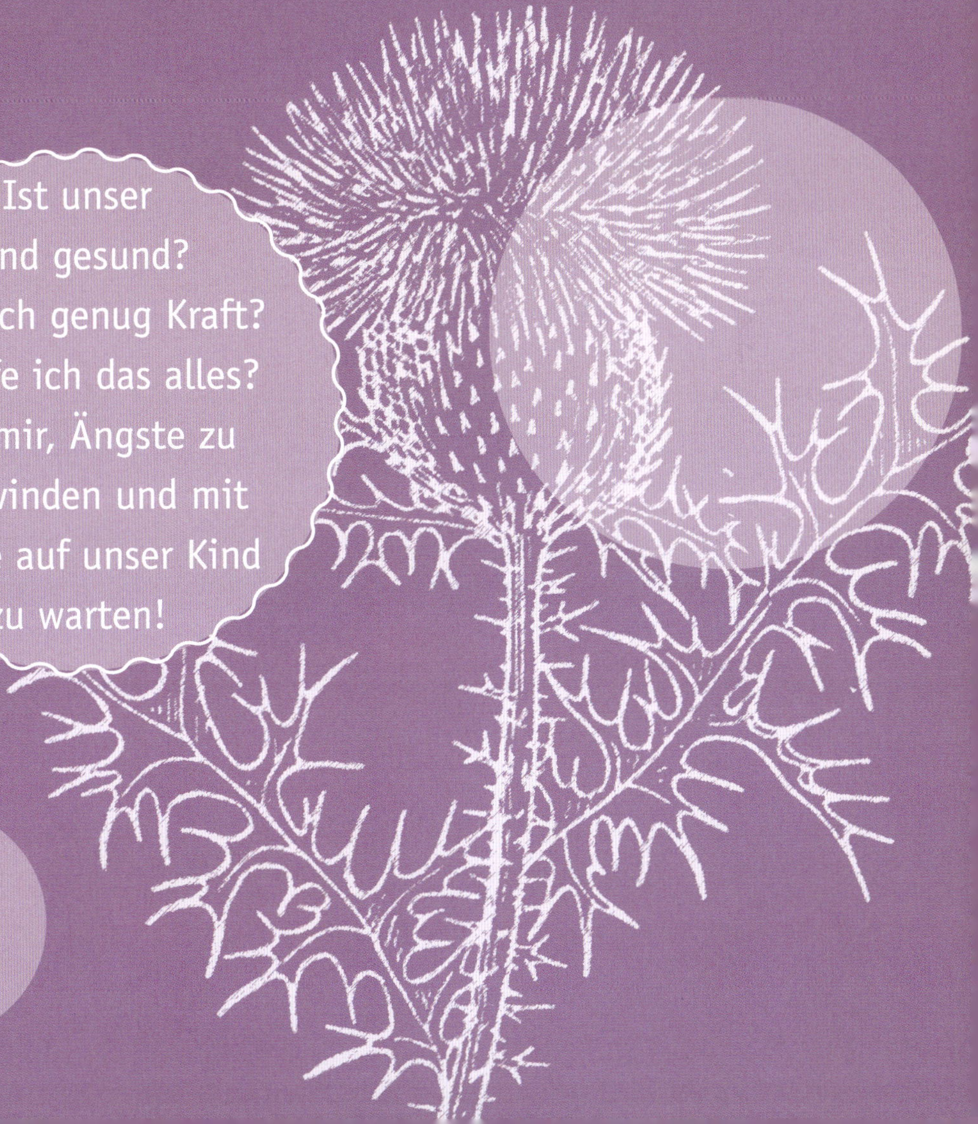

Ich freue mich auf mein Kind,
aber ich habe auch sehr viele Ängste.
Wird mein Kind gesund sein? Wird bei der Geburt alles gut gehen?
Werde ich eine gute Mutter sein? Schaffe ich die neuen Herausforderungen,
die auf mich zukommen? Solche *Sorgen* haben
viele Mütter während der Schwangerschaft!
Hier tut es bestimmt gut, das Gespräch zu suchen, z. B.
mit „erfahrenen Müttern", der Hebamme, dem Arzt/der Ärztin.
Es ist auch wichtig, mit dem Partner offen
über die eigenen Ängste und seine Befürchtungen zu sprechen.

Im Gebet kann ich Gott um Kraft und Stärke bitten.

Von guten Mächten treu und still umgeben,
Behütet und getröstet wunderbar,
So will ich diese Tage mit euch leben
Und mit euch gehen in ein neues Jahr.

Dietrich Bonhoeffer

Mein Gebet für unsere wachsende Familie:

Verliert nicht den Mut!
Fürchtet euch nicht!

5. Mo. 20,3

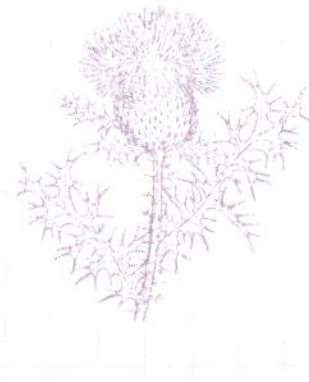

Leben spüren!

Es boxt und tritt
ganz schön im Bauch!
Das ist wunderbar!
Schenke unserem Kind
Lebendigkeit und
Lebensfreude.

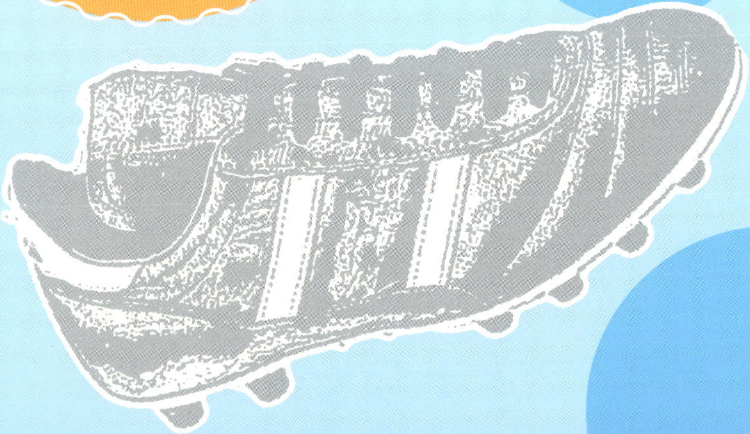

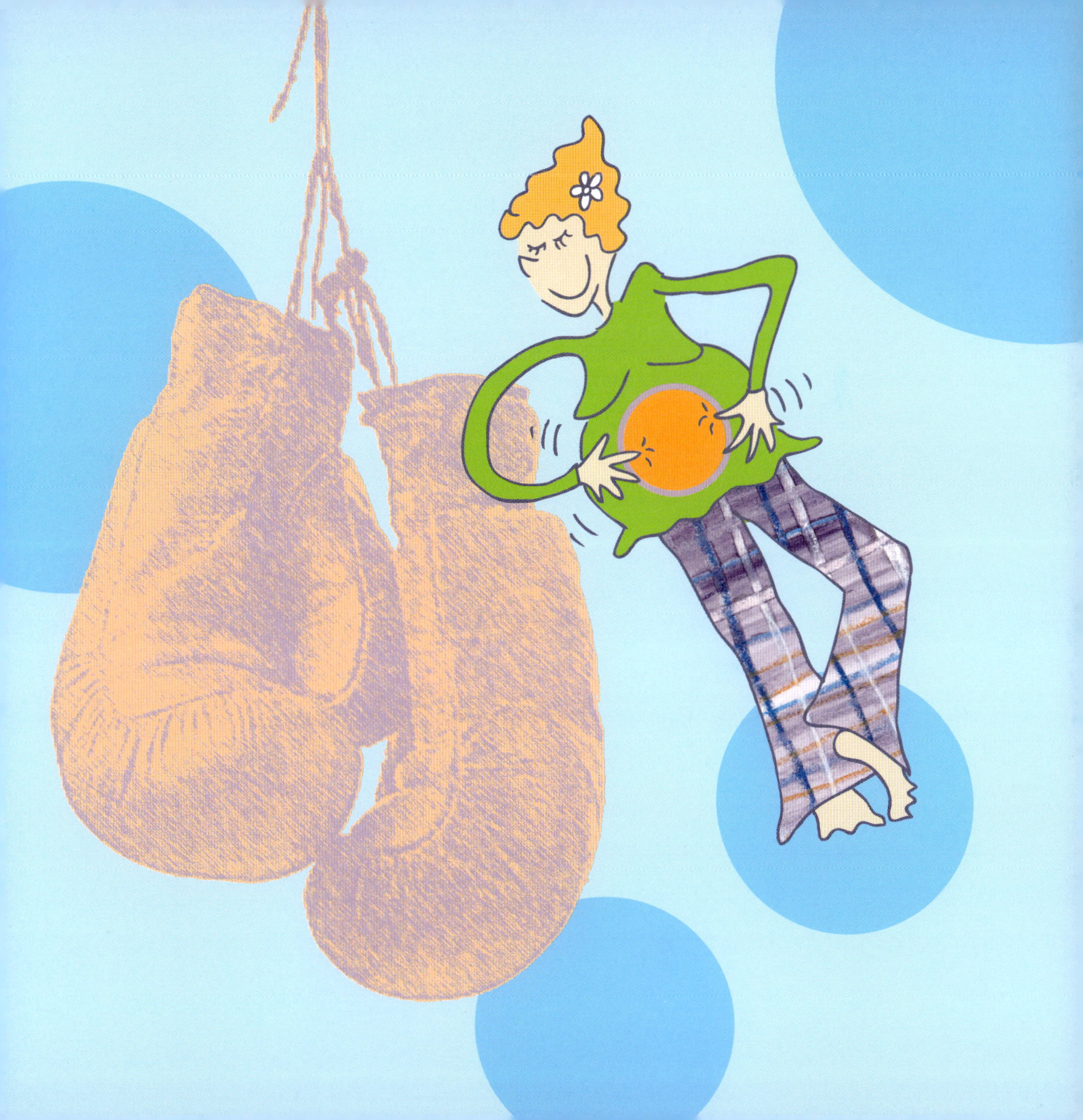

Das Baby im Bauch kennt noch keinen Tag und keine Nacht.
Ab dem 7. Schwangerschaftsmonat kann es zwar schon Hell und Dunkel unterscheiden, aber durch die Bauchdecke kommt auch bei schönstem Sonnenschein nur minimal etwas von diesem Licht an. So lebt der kleine Mensch im Bauch ganz unabhängig von den Tageszeiten. Bis ungefähr zur 30. Schwangerschaftswoche ist das Baby in einer Art Dämmerzustand. Erst danach kann man von Schlaf sprechen. Insgesamt schläft das Baby 16 bis 20 Stunden am Tag. Alle zwei bis vier Stunden ist es wach – allerdings, wann es möchte und nicht, wann die Mama möchte.
So kann es sein, dass es vor *Lebendigkeit* tritt und boxt, wenn die Mama aber vor lauter Müdigkeit lieber schlafen möchte ...

Manchmal pocht es auch ganz gleichmäßig im Bauch – was macht das Baby dann eigentlich? Es hat Schluckauf, der aber völlig harmlos ist. Die Häufigkeit des Schluckaufs fällt bei jedem Baby anders aus. Es gibt also keinen Grund zur Beunruhigung, wenn es bei anderen Mamas ständig pocht und in meinem Bauch nur selten.

So war das, als ich das erste Mal Bewegungen gespürt habe:

Als ich deinen Gruß
hörte, hüpfte das Kind
vor Freude in meinem Leib.

Lk. 1,44

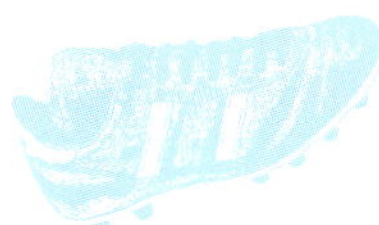

Ich bin glücklich
und zufrieden. Ich bitte
dich, hilf uns, unser Kind
zu einem freundlichen und
glücklichen Menschen
zu erziehen.

Eine runde Sache!

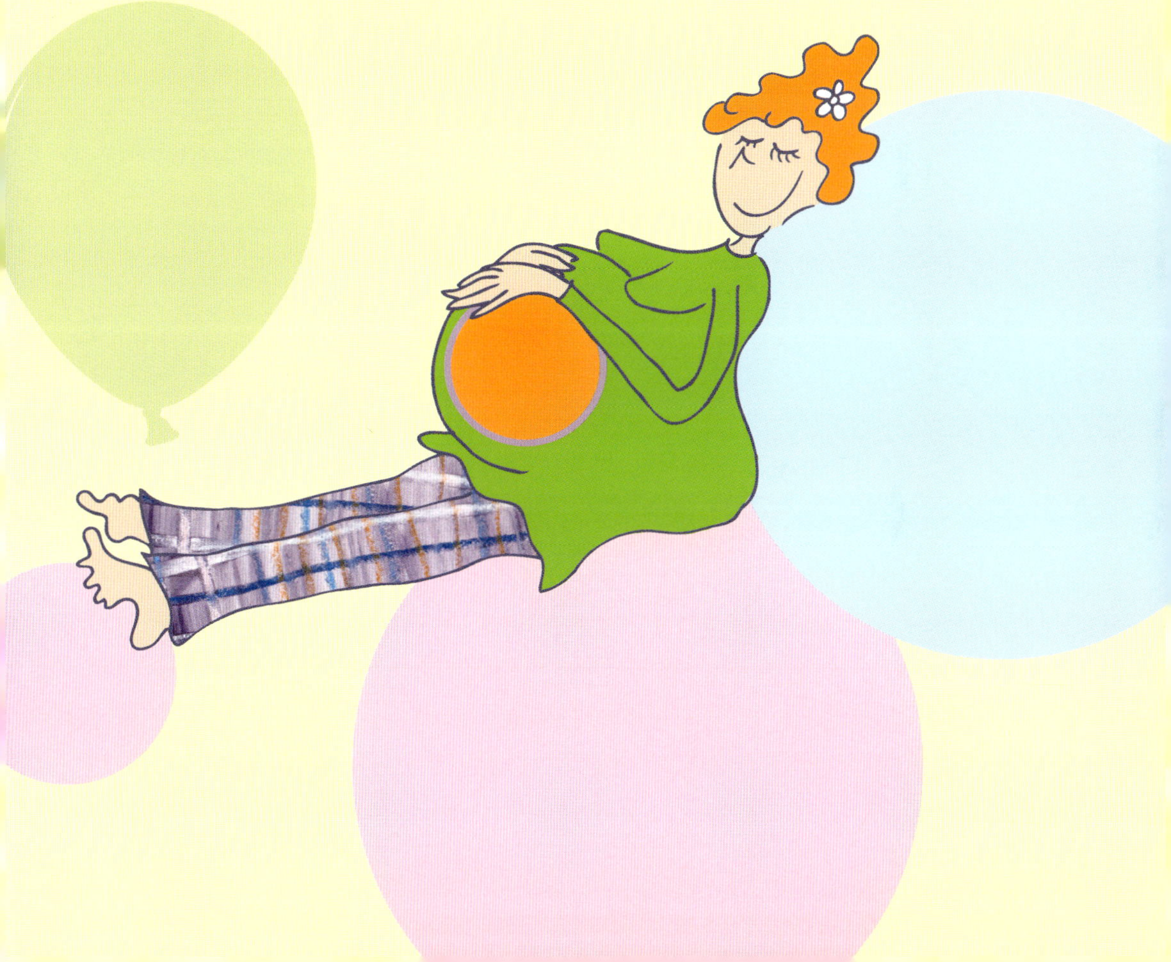

Ungefähr ab der 25. Schwangerschaftswoche
kann das kleine Baby schon hören.
Da es aber vom gleichmäßigen Rauschen von Mamas Blut
und dem Pochen ihres Herzschlags umgeben ist,
dringen Geräusche von außen eher gedämpft zu ihm durch. Die Stimme der Mutter
hört das Kleine jedoch sehr deutlich. Sie wird dem Kind immer vertrauter.

Ich kann jetzt schon zusammen mit meinem
Kind meine *Lieblingsmusik* hören.
Ich kann für das Kleine singen, mit ihm sprechen und für es beten.
Eine Spieluhr kann auch jetzt schon das Baby erfreuen.

Auch der Papa kann mit seiner Stimme Kontakt zum Kind aufnehmen.
So lernt es bereits im Bauch seine Stimme kennen und sie wird ihm vertraut sein,
wenn es geboren ist
(das gilt natürlich auch für den großen Bruder oder die große Schwester)!

Das mache ich zur Zeit am liebsten:

Und alles, was ihr tut,
im Wort oder im Werk,
alles tut im Namen
des Herrn Jesus,
und sagt Gott, dem Vater,
Dank durch ihn!

Kol. 3,17

Dein Name ist ...

Was für eine
schwierige Entscheidung!
Schenke unserem Kind
in seinem Leben
viele Menschen, die es
freundlich beim
Namen rufen.

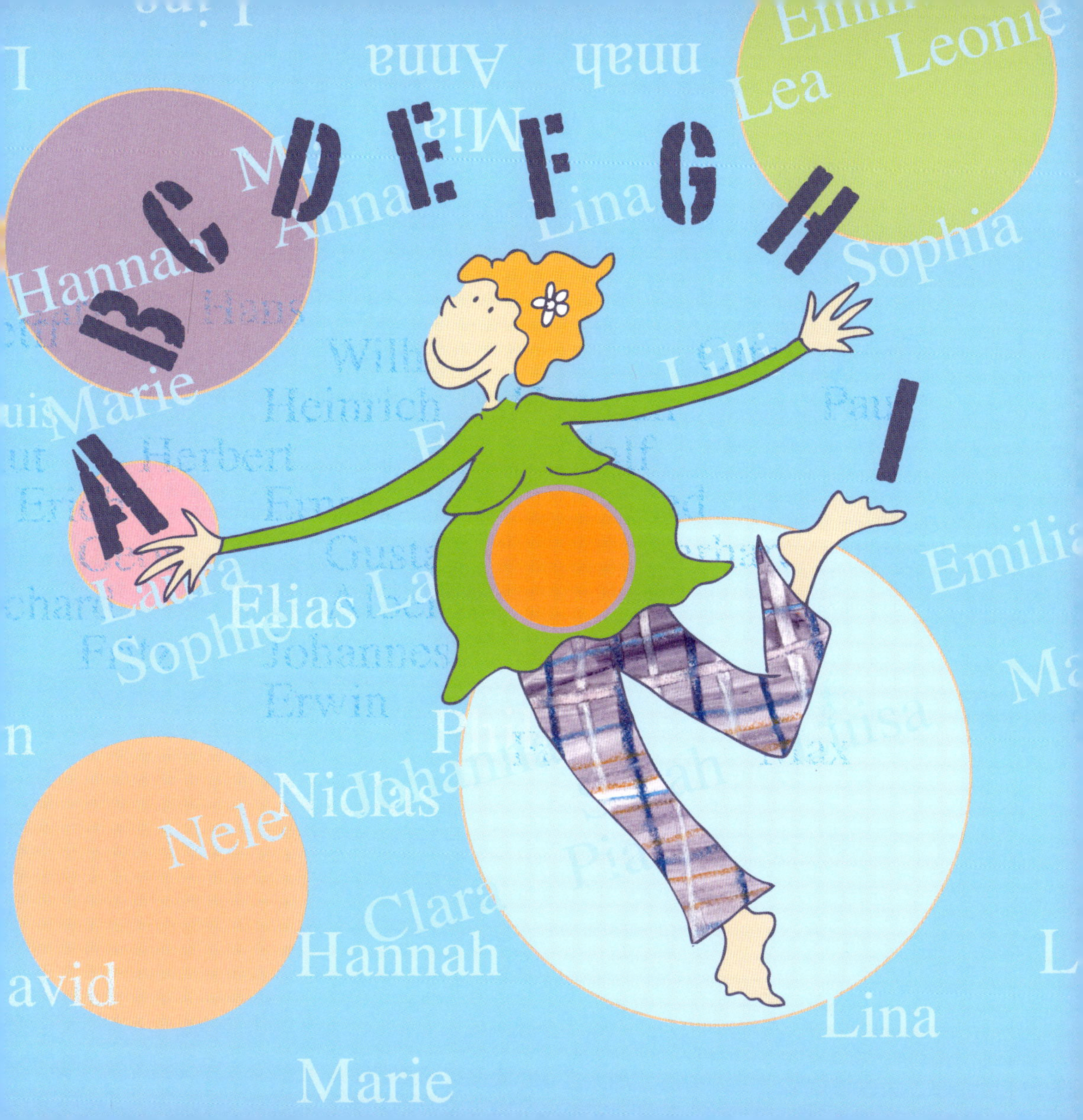

A B C D E F G H I
Anna
Lea
Leonie
Hannah
Lina
Sophia
Marie
Heinrich
Herbert
Emilia
Elias
Sophie
Johannes
Erwin
Nele
Clara
Hannah
Lina
Marie

Welchen Namen sollen wir bloß
unserem Kind geben? Eine Entscheidung für ein ganzes
Leben, denn so werden wir, seine Freunde, seine Eltern,
seine Lehrer – ja, alle Welt unser Kind rufen.

Ich habe dich bei deinem Namen gerufen, du gehörst zu mir. (Jes. 43,1)

Hier ein paar Such-Tipps, wie und wo man Anregungen
für einen passenden Namen finden kann:

- Ahnenforschung: Gibt es in unseren Familien Vorfahren mit einem Namen, der uns gefällt?
- Die Bibel: Hier gibt es jede Menge toller Namen.
- Internet: Einfach in eine Suchmaschine „Vornamen“ eingeben. Auch der „Heiligenkalender“ (Internet!) liefert für jeden Tag des Jahres Vornamen.
- In einigen Gebetsbüchern stehen die Namen „Heiliger“
- Namensbücher aus der Bücherei leihen oder im Buchladen kaufen.
- Namen in Anlehnung an den Namen des Paten oder eines anderen uns wichtigen Menschen aussuchen, z. B. kann aus Martin ein Marten werden.

Diese Namen gefallen uns gut:

Mädchen:

Junge:

Aber seine Mutter antwortete und sprach: Nein, sondern er soll Johannes heißen. Und sie sprachen zu ihr: Ist doch niemand in deiner Verwandtschaft, der so heißt. (...) Und (sein Vater) schrieb: Er heißt Johannes. Und sie wunderten sich alle.
Lk. 1,60-63

Alles ist
nun anstrengend.
Schenke uns, wenn es
anstrengend ist,
das nötige Lächeln,
das uns wieder
Mut macht!

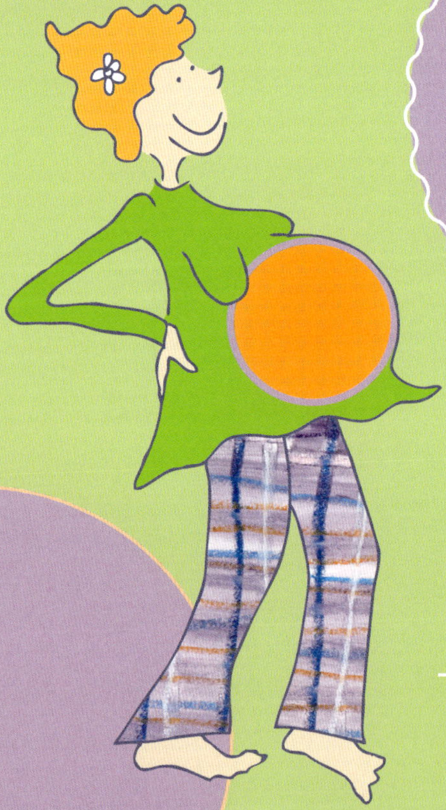

Schwerfällig

– aber mit königlichem Gang

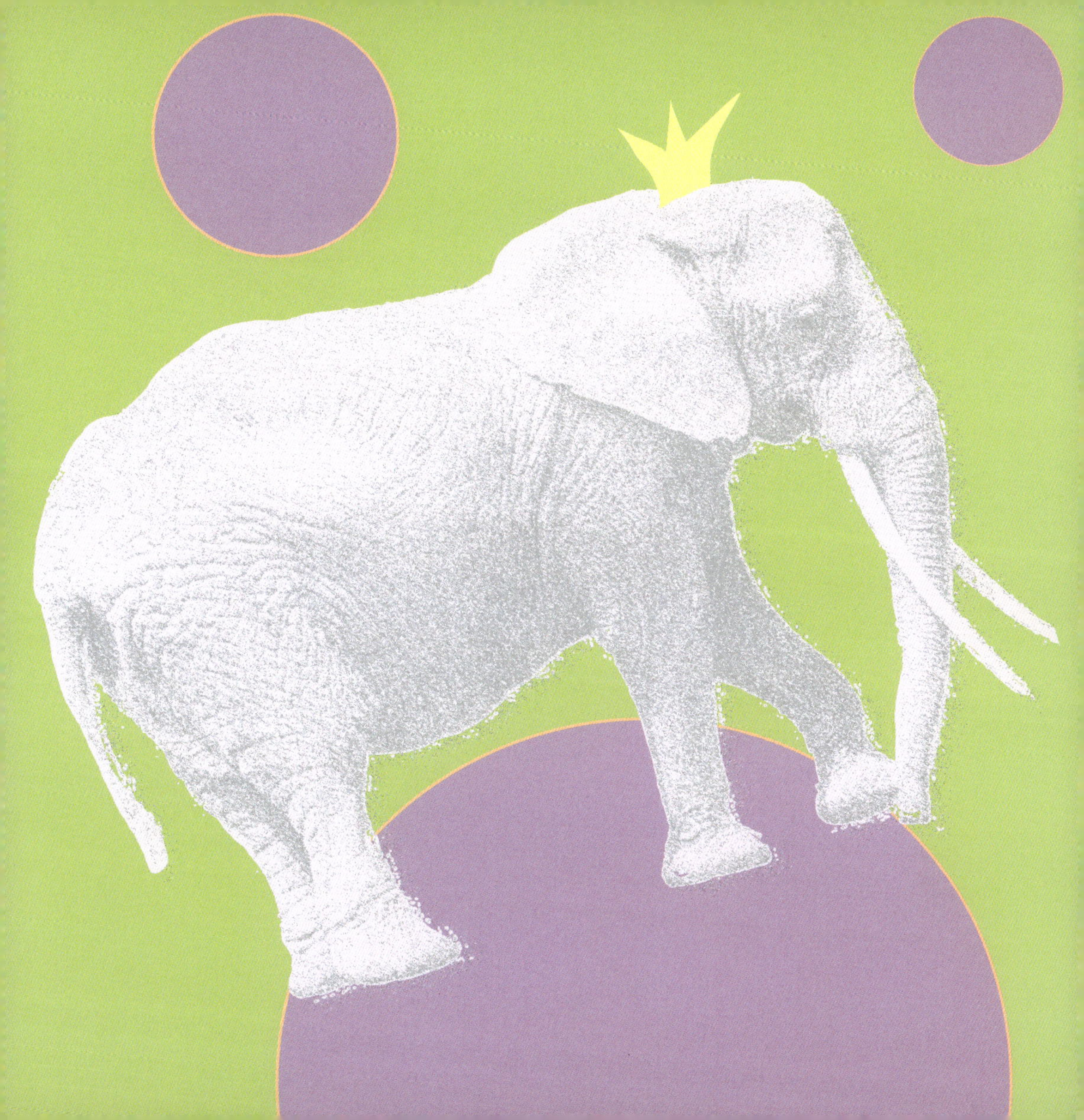

Groß ist der

Bauch geworden!

Die Zeit bis zur Geburt kann einem nun ewig vorkommen.

Warum nicht eine Erinnerung an den Bauch schaffen?

Ein Gipsabdruck vom Bauch kann später noch *Staunen* hervorrufen und erinnert auch an die aufregende Zeit der Schwangerschaft.

In einigen Jahren wird man sich wundern, wie groß der Bauch war und das Kind wird staunen, wie klein es war, dass es da einmal hineingepasst hat!

Das wird gebraucht:

- *Gipsbandagen (in der Apotheke erhältlich)*
- *Vaseline (ganz wichtig!)*
- *Schere*
- *Schüssel mit lauwarmem Wasser*
- *Handtücher zum Abdecken*

Am besten hilft hier der Partner oder eine Freundin. Den Bauch gut mit Vaseline einfetten. Nun geht's an das Gipsen. Am besten schneidet man sich vorher Bandagen-Streifen zurecht. Nun die Streifen kurz ins Wasser tauchen. Darauf achten, dass sie nicht zu sehr verknittern. Dann oben am Bauch beginnen. Jetzt mit den nassen Fingern über die Bandage streifen, bis keine Konturen der Bandage mehr sichtbar sind. Nun geht's weiter mit dem nächsten Stück, das wieder nach kurzem Eintauchen ins Wasser direkt überlappend aufgelegt wird. Auch hier wieder alles schön glatt streichen. Weiter so, bis der ganze Bauch eingegipst ist. Trocknen lassen und die „Halbkugel" vorsichtig vom Bauch lösen. Wer mag, kann die „Bauch-Skulptur" noch bemalen.

Platz für ein Foto vom Bauch

Datum:

Ich danke dir dafür,
dass ich wunderbar gemacht bin;
wunderbar sind deine Werke;
das erkennt meine Seele.

Ps. 139,14

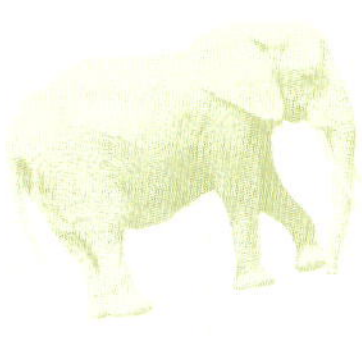

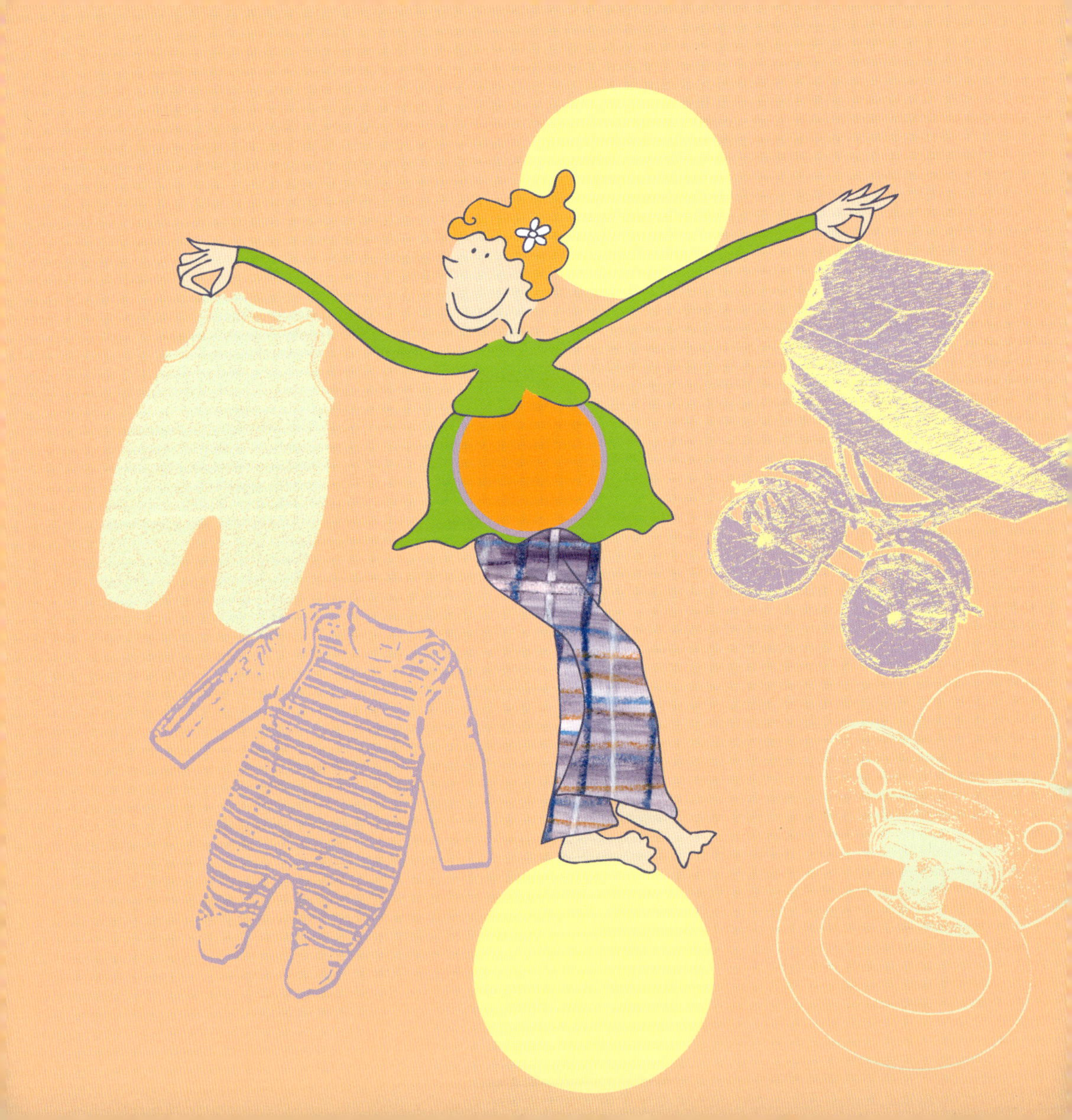

Warte – ich brauche noch ein bisschen Zeit!

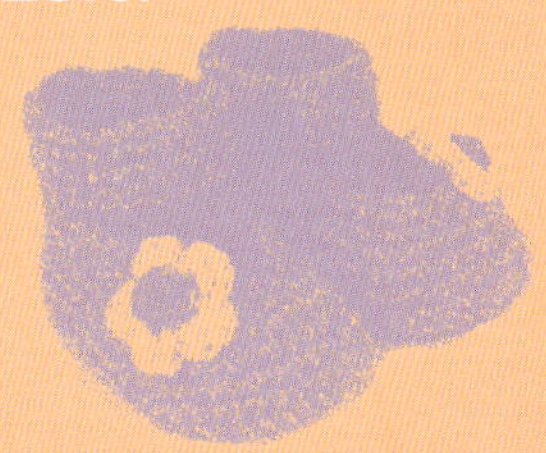

Bald ist es nun
so weit! Haben wir an
alles gedacht?
Hilf uns bitte,
dass wir gut vorbereitet
sind – auch in
unseren Herzen!

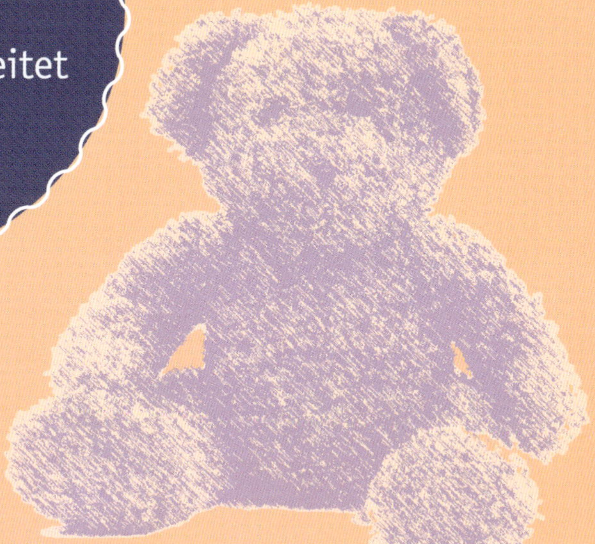

Jetzt geht's bald los ...

Und das Leben wird sich ändern!

Wir sind eine Familie (oder unsere Familie wird größer)!

Da wird ein kleiner Mensch sein, der unseren Tag bestimmt ...

und auch unsere Nacht!

Vielleicht sollten wir vorher noch einmal *ungestört*

- im Kino einen Film anschauen
- einen Kurzurlaub zu zweit machen
- feiern gehen
- ein Candle-Light-Dinner genießen
- ein Konzert besuchen
- ausschlafen
- ...

Eines ist aber sicher:

Das Leben hört mit dem Baby nicht auf, es wird nur anders

und braucht hier und da mehr Organisation!

Das möchte ich vor der Geburt noch einmal machen /
Meine „I-want-to-do-Liste“:

Der Herr lasse euch
wachsen und reich
werden in der Liebe
zueinander (...)
damit euer Herz gefestigt wird.

1. Thess. 3,12f.

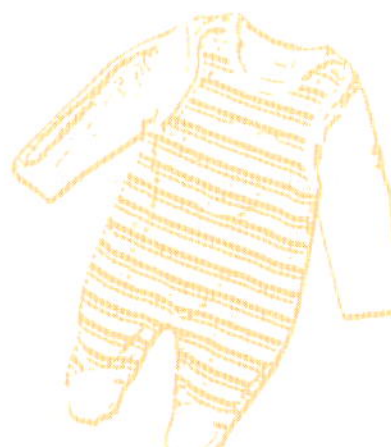

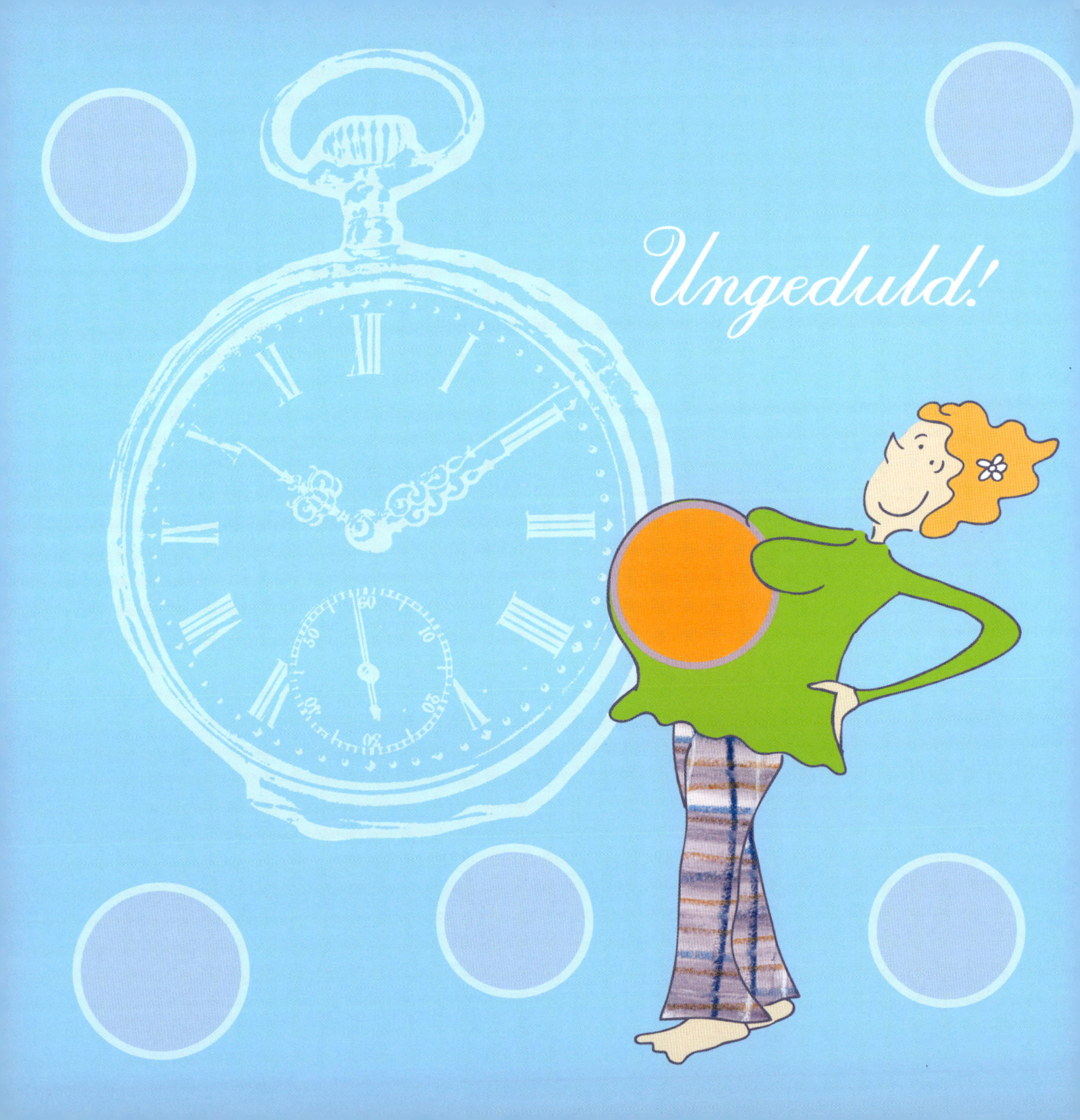
Ungeduld!

Ich bin so weit!
Ich kann nicht mehr!
Ich will nicht mehr!
Schenke mir Geduld
für unser Leben
mit Kind!

Es kann jeden Moment
losgehen ... oder noch ein bisschen dauern!
Alles sollte für die Geburt vorbereitet sein.
Ich packe meine Tasche für das Krankenhaus und hinein kommen:

- Personalausweis, Mutterpass, Krankenkassenkarte, Einweisungsschein
- Heiratsurkunde und Stammbuch
- Nachthemd oder langes Shirt
- warme Socken
- Massage-Öl
- Strickjacke oder Sweatjacke
- Kulturbeutel
- Bademantel
- Haargummis (bei langen Haaren)
- Getränke und gesunde Knabbereien zur Stärkung (auch für den werdenden Vater)
- Lieblingsmusik
- Fotoapparat und Handy (Baby nicht mit Blitz fotografieren!) mit Ladekabel
- bequeme Kleidung für die Zeit nach der Entbindung (Oberteile sollten sich zum Stillen vorne öffnen lassen)
- bequeme, weite Hose, die etwa im 6. Monat gepasst hat (der Bauch ist nach der Geburt noch nicht ganz wieder weg!)
- 2 bis 3 Still-BHs (ca. 2 Nummern größer)
- 1 Packung Stilleinlagen
- ganz viel *Hoffnung & Liebe*

Keine Sorge, wenn z. B. ein plötzlicher Blasensprung keine Zeit lässt, die Tasche zu holen: Jede Klinik ist mit einer kleinen „Notausstattung" ausgerüstet. Den Mutterpass aber besser immer bei sich tragen! Sicher ist sicher! Sollte eine Hausgeburt geplant sein, unbedingt mit der Hebamme alles absprechen!

Diese Menschen möchten wir sofort über die Geburt informieren:

Hoffen wir aber auf das,
was wir nicht sehen,
dann harren wir aus
in Geduld.

Röm. 8,25

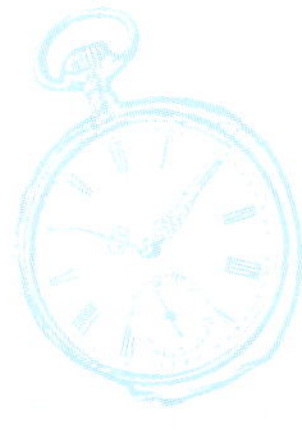

Hurra!
Endlich!

Da bist du ja, unser Kind!
Diese kleinen Hände und Füße, das süße Gesicht!
Ein bisschen wie Papa und ein bisschen wie Oma!
Oder wie die Tante? Auf jeden Fall
unser schönstes

Geschenk

der Welt!

Herr, segne dieses Kind!

Herzlich willkommen

liebes Menschenkind!

Du heißt:

. . . .

Und wurdest geboren am:

. . . .

Der Herr segne
dich und behüte dich.
Der Herr lasse sein Angesicht
über dir leuchten und sei dir
gnädig. Der Herr wende
sein Angesicht dir zu
und schenke dir
seinen Frieden.
4. Mo. 6,24-26

So siehst du aus:

Platz für ein Foto

Danke!